口袋书

电力安全生产系列画册

职业健康

本书编写组 编

中国电力出版社
CHINA ELECTRIC POWER PRESS

图书在版编目（CIP）数据

电力安全生产系列画册：口袋书.职业健康 /《电力安全生产系列画册：口袋书》编写组编．—北京：中国电力出版社，2018.5
（2019.11 重印）

ISBN 978-7-5198-1999-6

Ⅰ．①电… Ⅱ．①电… Ⅲ．①电力工业－安全生产－画册②电力工业－职业病－防治－画册 Ⅳ．① TM08-64 ② R135-64

中国版本图书馆 CIP 数据核字（2018）第 072719 号

出版发行：中国电力出版社
地　　址：北京市东城区北京站西街 19 号（邮政编码 100005）
网　　址：http://www.cepp.sgcc.com.cn
责任编辑：宋红梅　徐　超（010-63412383）
责任校对：王开云
装帧设计：赵姗姗
责任印制：蔺义舟

印　　刷：北京博图彩色印刷有限公司
版　　次：2018 年 5 月第一版
印　　次：2019 年 11 月北京第三次印刷
开　　本：880 毫米 ×1230 毫米 64 开本
印　　张：1
字　　数：26 千字
印　　数：5001—7000 册
定　　价：16.00 元

内容提要

本书是《电力安全生产系列画册（口袋书）》之一，针对电力基层员工量身定做，内容紧密结合安全工作实际，不以居高临下教育者的姿态，用读者喜闻乐见的语言、生动形象的卡通人物、结合现场的工作实例，巧妙地将安全与日常工作结合在一起。追求"不是我要你安全，而是你自己想安全"的效果。主要内容包括职业危害因素、职业病、电力生产存在的职业病危害、电力生产职业病危害预防。

本书是开展安全教育培训、增强员工安全意识、切实提高安全技能的首选教材，也可供电力基层班组安全员、安全监督人员及相关人员学习参考。

电力作业现场工种多，环境复杂，安全风险高。作业现场一旦发生事故，可能对作业人员的身体造成伤害，还可能损坏电力设备，甚至引发电网事故，给企业带来经济损失，影响电力正常供应。因此，做好作业现场的安全管控始终是电力企业安全管理工作的重中之重。只有对作业人员进行岗前培训、考试，使其具备相应的专业知识和安全防护能力。同时，严格落实现场组织措施、安全措施和技术措施，才能保障现场作业安全。

本书主要讲述职业危害因素、职业病、电力生产存在的职业病危害、电力生产职业病危害的预防，内容全面，并配有插图，通俗易懂。可供电力企业和电力用户现场作业人员参考，也可作为电力员工安全教育培训教材。

　　由于作者水平有限，书中难免有不足之处，恳请广大读者批评指正。

编　者

2018.4

目 录

第一章　职业危害因素

职业危害因素是指职业活动中存在的不良因素，既包括生产过程中存在的危害因素，也包括劳动过程、生产环境中存在的危害因素。

一、职业危害因素的种类

1．生产过程中的危害因素

生产过程是指按生产工艺要求，各项生产设备进行连续生产作业。在这一过程中，危害因素随着生产技术、机器设备、使用材料和工艺流程的变化不同。

与生产过程有关职业危害因素主要与原材料、工业毒物、粉尘、噪声、震动、高温、辐射及生物性因素有关。具体包括：

（1）化学危害因素。生产过程中使用和接触到的原料、中间产品、成品以及在生产过程中产生的废气、废水和废渣等，都可能对作业人员产生危害。化学危害因素主要包括工业毒物、粉尘等。

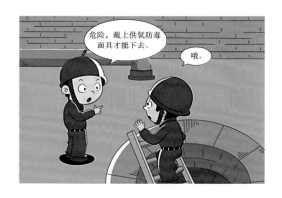

（2）物理危害因素。物理因素是生产过程中的主要危害因素，不良的物理因素都可能对作业人员造成职业危害。物理危害因素主要包括高（低）温、潮湿、噪声、振动、辐射以及气压过高（低）造成的异常气象条件等。

（3）生物危害因素。生产过程中使用的原料、辅料以及在作业环境中可能存在的某些致病微生物和寄生虫可能对作业人员造成职业危害。生物危害因素包括炭疽杆菌、霉菌、布氏杆菌、森林脑炎病毒和真菌等。

2．劳动过程中的危害因素

劳动过程是指从业人员在物质资料生产中从事的有价值的活动过程，涉及劳动力、劳动对象、生产工具三个要素。

劳动过程中的危害因素主要与生产工艺的劳动组织情况、生产设备工具、生产制度、作业人员体位和方式以及智能化程度有关：

（1）劳动组织和劳动制度的不合理。如劳动时间过长、劳动休息制度不健全或不合理等。

（2）劳动中紧张度过高。如精神过度紧张、长期固定姿势造成个别器官与系统的过度紧张、单调或较长时间的重复操作、光线不足引起的视力紧张等。

（3）劳动强度过大或劳动安排不当。如安排的作业与从业人员的生理状况不适应，生产定额过高，超负荷的加班加点，妇女经期、孕期、哺乳期安排不适宜的工作等。

小问答

问：怀孕女职工禁忌从事的劳动范围有哪些？

答：女职工在孕期禁忌从事的劳动范围包括：

（1）作业场所空气中铅及其化合物、汞及其化合物、苯、镉、铍、砷、氰化物、氮氧化物、一氧化碳、二硫化碳、氯、己内酰胺、氯丁二烯、氯乙烯、环氧乙烷、苯胺、甲醛等有毒物质浓度超过国家职业卫生标准的作业；

（2）从事抗癌药物、己烯雌酚生产，接触麻醉剂气体等的作业；

（3）非密封源放射性物质的操作，核事故与放射事故的应急处置；

（4）《高处作业分级标准》（GB/T 3608—2008）中规定的高处作业；

（5）《冷水作业分级标准》（GB/T 14439—1993）中规定的冷水作业；

（6）《低温作业分级标准》（GB/T 14440—1993）中规定的低温作业；

（7）《高温作业分级标准》（GB/T 4200—2008）中规定的第三级、第四级的作业；

（8）《噪声作业分级标准》（LD 80—1995）中规定的第三级、第四级的作业；

（9）《体力劳动强度分级》（GB 3869—1997）标准中

规定的第三级、第四级体力劳动强度的作业；

（10）在密闭空间、高压室作业或者潜水作业，伴有强烈振动的作业，或者需要频繁弯腰、攀高、下蹲的作业。

（4）不良工作体位。长时间处理某种不良的体位，如可以坐姿工作但安排站立；或使用不合理的工具、设备等，如微机操作台与桌椅的高低比例不合适等。

3. 生产环境中的危害因素

生产环境主要指作业环境，包括生产场地的厂房建筑结构、空气流动情况、通风条件以及采光、照明等，这些环境因素也会对作业人员产生影响。

生产环境中的危害因素有以下几种情况：

（1）生产场所设计或安装不符合卫生要求或卫生标准。如厂房矮小、狭窄，门窗设计不合理等。

（2）车间布局不合理。如噪声较大的工作安排在靠近办公室、宿舍等区域，有毒工序同无毒工序安排在同一车间内，有毒、粉尘工序安排在低洼处等。

（3）通风不良。通风条件不符合卫生要求或缺乏必要的通风换气设备。

（4）照明不足。车间照明、采光不符合卫生要求。

（5）缺乏防尘、防毒、防暑降温措施。车间内缺乏必要的防尘、防毒、防暑降温措施、设备，或已经安装但不能正常使用等。

（6）缺乏安全防护。安全防护措施或个人防护用品有缺陷或配备不足，造成操作者长期处于有毒有害环境中。

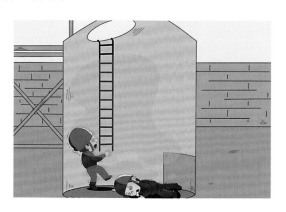

二、职业危害因素的影响

职业性危害因素可能对人体造成有害影响。有害影响的产生及其大小，根据其强度（剂量）、人体与其接触机会及程度、从业人员个体因素、环境因素以及几种有害因素相互作用等条件的不同而有所不同。职业危害的具体表现有：

（1）出现职业特征。有害因素引起身体的外表改变，称为职业特征，如皮肤色素沉着、起老茧子等。这在一定程度上可以看作是机体对环境因素的代偿性反应。

（2）抗病能力下降。有害因素极可能引起人体内发生暂时性的机能改变或者出现人体抵抗力下降，较一般人群更容易患某些疾病，表现为患病率增高和病情加重。

（3）引发职业病。有害因素的作用如果达到一定程度，持续一定时间，在防护不好的情况下，将造成特定功能和器质性病理改变，引发职业病，并且可能在不同程度上影响人的劳动能力。

小问答

问：怎样知道自己有无职业病？

答：最有效的办法是进行职业性体检，包括岗前、在岗和离岗体检。

第二章 职业病

一、职业病定义

依据《职业病防治法》的规定，职业病是指企业、事业单位和个体经济组织的从业人员在职业活动中，因接触粉尘、放射性物质和其他有毒、有害物质等因素而引起的疾病。

小问答

问：职业病病人享受什么待遇？

答：凡确诊患有职业病的职工，享受国家规定的工伤保险待遇（或职业病待遇）。

二、职业病种类

职业病包括以下几种：

（1）尘肺。包括矽肺、煤工尘肺、石墨尘肺、炭黑尘肺、石棉肺、滑石尘肺、水泥尘肺、云母尘肺、陶工尘肺、铝尘肺、电焊工尘肺、铸工尘肺、根据 GBZ 70—2015《职业性尘肺病的诊断》和 GBZ 25—2014《职业性尘肺病的病理诊断》可以诊断的其他尘肺。

（2）职业性放射性疾病。包括外照射急性放射病、外照射亚急性放射病、外照射慢性放射病、内照射放射病、放射性皮肤疾病、放射性肿瘤、放射性骨损伤、放射性甲状腺疾病、放射性性腺疾病、放射复合伤、根据 GBZ 112—2017《职业性放射性疾病诊断（总则）》可以诊断的其他放射性损伤。

（3）职业中毒。包括铅及其化合物中毒（不包括四乙基铅）、汞及其化合物中毒、锰及其化合物中毒、镉及其化合物中毒、铊及其化合物中毒、钡及其化合物中毒、钒及其化合物中毒、磷及其化合物中毒、砷及其化合物中毒等以及根据 GBZ 59—2010《职业性中毒性肝病诊断标准》可以诊断的职业性中毒性肝病、根据 GBZ 71—2013《职业性急性化学物中毒诊断（总则）》可以诊断的其他职业性急性中毒。

小问答

问：疑似职业病病人和职业病病人有何保障？

答：疑似职业病病人和职业病病人均受到法律保护。当劳动者遭受或可能遭受职业病危害时，用人单位应及时组织救治，进行职业健康检查和医学观察，所需费用由用人单位承担，用人单位在此期间不得解除或终止与其订立的劳动合同。职业病病人变动工作单位，其依法享有的待遇不变。当劳动者需做职业病诊断时，用人单位应如实提供有关职业卫生和健康监护等资料。

（4）物理因素所致职业病。包括中暑、减压病、高原病、航空病、手臂振动病。

（5）生物因素所致职业病。包括炭疽、森林脑炎、布氏杆菌病。

（6）职业性皮肤病。包括接触性皮炎、光敏性皮炎、电光性皮炎、黑变病、痤疮、溃疡、化学性皮肤灼伤、根据 GBZ 18《职业性皮肤病诊断（总则）》可以诊断的其他职业性皮肤病。

（7）职业性眼病。包括化学性眼部灼伤、电光性眼炎、职业性白内障（含放射性白内障、三硝基甲苯白内障）。

（8）职业性耳鼻喉、口腔疾病。包括噪声聋、铬鼻病、牙酸蚀病。

（9）职业性肿瘤。包括失眠所致肺癌、间皮瘤，联苯胺所致膀胱癌，苯所致白血病，氯甲醚所致肺癌，砷所治肺癌、皮肤癌，氯乙烯所致肝血管肉瘤、焦炉工人肺癌、铬酸盐制造业工人肺癌。

（10）其他职业病。包括金属烟热、职业性哮喘、职业性变态反应性肺泡炎、棉尘病、煤矿井下工人滑囊炎。

小问答

问：什么是职业病三级预防？

答：职业病三级预防是指：

一级预防：从根本上消除或最大可能地减少劳动者接触职业危害因素；

二级预防：早发现、早诊断、早治疗；

三级预防：积极治疗、防止恶化、促进健康。

第三章 电力生产存在的职业病危害

第一节 噪声危害

噪声是指频率和强度没有规律，听起来使人感到厌烦甚至对人产生危害的声音。人耳能感觉的声波频率大致在 20 ~ 20000Hz 之间，频率低于 20Hz 的叫次声波，高于 20000Hz 的叫超声波。噪声包括人能听到的声波以及人听不到的次声波和超声波。

一、生产性噪声及其分类

生产性噪声是在生产活动中产生的一切声音，可分为机械性噪声、空气流体噪声、电磁噪声三种。这三种噪声在电厂内主要来源于风机、汽轮

> **小知识**
>
> 噪声可分为稳态噪声（声级变化小于 3dB）、非稳态噪声（声级变化大于 3dB）和脉冲噪声（作用时间小于 0.5s，间隔大于 1s）。电厂噪声一般是稳态噪声。

机、发电机、空压机、通风设备、各种泵类和碎煤机以及变压器等。

二、噪声职业损伤和噪声聋

噪声对现场工作人员产生的损害，一是会损伤听力，二是干扰睡眠，三是扰乱人的正常生理功能，四是影响胎儿的正常发育。听力损伤有一个从生理到病理的变化过程。首先表现为暂时性的听阈升高，脱离噪声环境后，经过一段时间后听力可恢复到原来水平。但是，长时间接触噪声而导致的听阈升高，不能恢复到原有水平，产生永久性听力阈移，临床上称为噪声聋，这是一种法定职业病。

三、电厂噪声声级

据检测，电厂的锅炉送风机噪声在 95～105dB（A）以上；汽轮机噪声为 110～120dB（A）；发电机和球磨机噪声为 105～115dB（A）。在新建项目锅炉吹管时，噪声更高。因此，噪声的问题应该引起各电力企业和有关方面的重视。

四、噪声接触卫生限值

GBZ 2.2—2007《工作场所有害因素职业接触限值 第2部分：物理因素》规定：

工作场所操作人员每周工作5天，每天8h，稳态噪声声级卫生限值为85dB（A）。如果噪声声级高于85dB（A），每高3dB（A），接触时间应缩短一半，但最高不能超过115dB（A）。

注意 噪声危害
Warning, noise level is
85db (A) or above

必须佩戴听觉防护器具
Ear protectors must be worn

因此，不同噪声环境下的接触时间限制应不超过：

分贝	88dB（A）	91dB（A）	94dB（A）	97dB（A）	100dB（A）	103dB（A）
工作时间	4h	2h	1h	30min	15min	7.5min

—————— 第二节　高温作业危害 ——————

1. 高温作业的基本概念

在生产劳动过程中，劳动者在平均 WBGT 指数大于或者等于 25℃工作场所下作业，称为高温作业。一般说来，在有热源且散热量大于 84kJ/（$m^2 \cdot h$）、寒冷地区超过 32℃、炎热地区超过 35℃或温度超过 30℃且湿度超过 80% 的场所作业，都可以认为是高温作业场所。

> **小知识**
>
> WBGT 指数称为湿球黑球温度，是综合评价人体接触作业环境热负荷的一个基本参量，单位℃。

2. 电厂高温作业场所

电厂内锅炉车间、汽轮机房温度高，属于典型的高温作业场所。其中，锅炉看火孔处温度可达到 36.7℃，夏天汽轮机和发电机房温度可达 40℃。

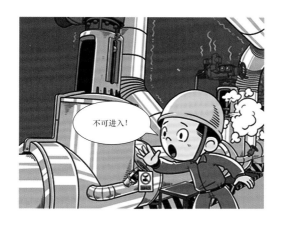

3．高温作业职业危害和中暑

高温作业时，人体发生会一系列生理变化，当生理变化超过人体所能承受的限度时，则会产生不良影响，甚至导致职业病——中暑，严重时有生命危险。高温作业主要危害是影响人的体温调节和水盐代谢。

（1）体温调节障碍。当环境温度升高时，体表血管反射性扩张，皮肤血流量增加，皮肤温度增高，通过辐射和对流使人体散热增加，并通过出汗蒸发带走人体的热量。汗液蒸发能带走大量热量，是高温环境下人体主要散热方式。如果高温环境伴有高湿，人体散热困难，则会感到闷热。当气温超过人体温度时，人员容易发生中暑，主要表现为头晕、头疼、眼花、耳鸣、恶心、面色红润，体温可达到38.5℃；中暑严重者会出现无汗、体温达到40℃、痉挛，不及时抢救可导致死亡。

（2）水盐代谢紊乱。在常温下，每人每天进水量约为2.5L，出汗量约为1L。高温环境中作业，作业人员的排汗量会大大增加，可达3～8L甚至更多。由于汗液的主成分是水并含有一定量的无机盐和维生素，大量出汗使体内水分和盐分大量丢失。如不能及时补充水盐，会引起体内水盐代谢紊乱、酸碱平衡失调、渗透压改变，对循环系统、消化系统、泌尿系统都可造成不良影响。

另外，高温作业还可使循环系统负荷增加，心脏负担加重，长期在高温下工作，易患心肌肥大等心脏疾病。高温作业还会增加消化系统疾病患病率、降低神经系统兴奋度、加重肾脏负担、降低抗病能力。

小问答

问：劳动者在职业活动中应尽的义务有哪些？

答：劳动者在职业活动中应尽遵守职业健康法律、法规、规章和操作规程的义务，正确使用和维护职业危害防护设施的义务，正确佩戴和使用个体劳动防护用品的义务，职业危害隐患报告义务。

—— **第三节 电离辐射危害** ——

1. 电离辐射和非电离辐射

电磁辐射广泛存在于宇宙空间和地球上。频率越高、波长越短的电磁辐射，其量子能量越大。量子能量大于 12eV 的电磁辐射，对物体和人体组织有电离作用，这种电磁波称电离辐射，如 X 射线、γ 射线。量子能量小于 12eV 的电磁辐射，如红外线、高频电磁场和微波，对物质无电离作用，称为非电离辐射。

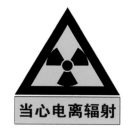

在电厂和供电企业，普遍存在非电离辐射，在用 X 射线在电厂内进行锅炉管道探伤时，还存在着电离辐射。

> **小知识**
>
> 当一根导线有交流电通过时，导线周围辐射出一种能量，这种能量以电场和磁场形式存在，并以波动形式向四周传播。这种交替变化的电场和磁场，以一定速度在空间传播，称为电磁辐射也称为电磁波。

2. 电离辐射的职业危害

电离辐射的危害大于非电离辐射，它不仅可使人体组织受伤，而且还会损伤人的遗传基因。由电离辐射导致的职业病叫放射病。

3. 电离辐射的职业接触限值

GBZ 2.2—2007《工作场所有害因素职业接触限值　第 2 部分：物理因素》对超高频辐射（又称超短波，频率 30MHz ~ 300MHz，波长 10 ~ 1m）职业接触限值、高频电磁辐射（频率 100kHz ~ 30MHz，波长 3km ~ 10m）职业接触限值、工频（50Hz）电场职业接触限值、激光辐射职业接触限值、微波（波长小于 1m）辐射职业接触限值、紫外辐射职业接触限值 7 种电磁辐射职业接触限值做了规定。其中工频电场职业接触限值为电场强度 5kV/m。

第四节　生产性粉尘危害

1. 粉尘的基本概念

能够较长时间浮游于空气中的固体微粒叫粉尘。粉尘可以天然生成，也可以来自于人类的生产活动，而由于生产过程所形成的粉尘叫生产性粉尘。

小知识

　　气固两相共存的稳定形态叫气溶胶，所以粉尘又叫气溶胶尘。

2．生产性粉尘的分类

　　根据生产性粉尘的性质，可以分为无机粉尘、有机粉尘和合成材料粉尘三类。

　　（1）无机粉尘包括铅、锌、铝等金属矿物粉尘，石英、石棉、煤等非金属矿物粉尘，以及水泥、玻璃纤维、金刚砂等人工合成的粉尘。

　　（2）有机粉尘包括烟草、棉、麻、谷物等植物粉尘，畜毛、羽毛等植物粉尘，以及树脂、有机染料、合成橡胶、合成纤维等人工合成的粉尘。

　　（3）合成材料粉尘主要见于塑料加工过程中。

3．有尘作业

　　有尘作业是指作业场所中粉尘含量超过国家卫生标准中粉尘的最高容许浓度的作业。长期在有尘环境中作业，可对劳动者产生多方面的不良影响。

一是影响呼吸系统。二是产生局部作用，如金属粉尘可引起角膜损伤。三是引起全身性中毒，如含铅、砷的粉尘，可通过呼吸道黏膜很快被人体溶解吸收，导致全身中毒。

4. 尘肺病

生产性粉尘对人类最大的危害是引起尘肺病，这是一类在生产活动中吸入粉尘而发生的肺组织纤维化为主的疾病，是最为严重的职业病。肺组织纤维化是各种内外致病原引起慢性肺疾病的共同结果，其病理过程是肺组织损伤修复失调导致大量细胞外基质重构、过度沉积、最终导致肺组织结构改变和功能丧失。

尘肺病的临床表现是咳嗽、咳痰、胸痛、呼吸困难、咯血、消化功能减退，严重时可致患者死亡。

在《职业病目录》公布的 13 种尘肺病中，矽肺病的患者最多，死亡人数也最多。这种病的主要危害因素是游离 SiO_2，游离 SiO_2 含量越高，危害越大。由于石棉用途广泛，石棉肺的患者人数排在第二位主要成分是硅酸盐。

问：劳动者职业活动中的权利有哪些？

答：劳动者职业活动中的权利有教育培训权、健康保护权、危害知情权、检举控告权、拒绝违章权、参与管理权、提出建议权、要求赔偿权、特殊保护权。

5. 煤尘

在电厂制粉系统工作时，煤将逐步被破碎、研磨、筛分。经过研磨的煤尘粒度更小，呼吸尘的含量更高，对人员的危害也更大。据检测，电厂煤尘中 SiO_2 含量一般在 5% 以下，特殊情况也可达到 7% 左右。

在电厂，主要接触煤尘的人员是输煤工，他们在输煤现场的接触时间为一般为 4h，在值班室的时间是 4h。此外，操作人员和巡查人员也会在制粉系统附近工作，如果他们在超过规定的容许浓度的环境下工作，由于长期吸入煤尘，也可能会患煤工尘肺病，又称煤肺。

按照 GBZ 2.1—2007《工作场所有害因素职业接触限值　第 1 部分：化学有害因素》的规定，作业场所空气中煤尘（游离 $SiO_2<10\%$）容许浓度是：总尘，时间加权平均容许浓度为 $4mg/m^3$，短时间接触容许浓度为 $6mg/m^3$；呼吸尘，时间加权平均容许浓度为 $2.5mg/m^3$，短时间接触容许浓度为 $3.5mg/m^3$。

6. 粉煤灰

煤在锅炉中经过燃烧，主要可燃物质燃尽后形成灰和渣，煤灰中游离 SiO_2 含量升高。据检测，粉煤灰中的游离 SiO_2 含量一般都超过 10%，有的达到 40% ~ 50%。

目前，许多电厂采用除灰渣系统、刮板捞渣机械输送、静电除尘等方式减少粉煤灰的影响。但如果锅炉及其除灰设备系统密封不严或系统不处在负压状态，仍会发生粉煤灰泄漏；在干灰运输时，由于防范措施不当，仍会产生扬尘。如果防护不当，操作人员长期在 SiO_2 粉尘超标环境下工作，易得矽肺病。

电厂内粉煤灰浓度高的地点主要是除尘车间、锅炉车间和储存库的装车外运处。粉煤灰的主要接触者一是锅炉检修工，其接触时间为一个班 2h 在现场，6h 在控制室；二是管理运行的流动巡检人员，接触时间为一个班 1h 在现场巡查，7h 在控制室。

GBZ 2.1—2007 对粉煤灰（游离 SiO_2>10%）的时间加权平均容许浓度规定为（括号内为短时间接触容许浓度）：

（1）总尘：含 10%～50% 游离 SiO_2 的粉煤灰容许浓度 1.0mg/m³（2.0mg/m³），含 50%～80% 游离 SiO_2 的粉煤灰容许浓度 0.7mg/m³（1.5mg/m³），含 80% 以上游离 SiO_2 的粉煤灰容许浓度 0.5mg/m³（1.0mg/m³）。

（2）呼吸尘：含 10%～50% 游离 SiO_2 的粉煤灰容许浓度 0.7mg/m³（1.0mg/m³），含 50%～80% 游

离 SiO_2 的粉煤灰容许浓度 0.3mg/m³（0.5mg/m³），含 80% 以上游离 SiO_2 的粉煤灰容许浓度 0.2mg/m³（0.3mg/m³）。

7. 石灰石粉尘

电厂脱硫系统使用石灰石 – 石膏湿法烟气脱硫工艺，其中石灰石粉在运输及装卸过程中，容易产生大量的石灰石粉尘。如果作业人员，主要是装卸人员和司机的个人防护不当，长期在石灰石粉尘超标的环境中作业，可能患尘肺。在 GBZ 2.1—2007 中石灰石粉尘在空气中的容许浓度是：总尘时间加权平均容许浓度为 8mg/m³，短时间接触容许浓度为 10mg/m³；呼吸尘时间加权平均容许浓度为 4mg/m³，短时间接触容许浓度为 5mg/m³。

小问答

问：个人防护用品有哪些？

答：个人防护用品包括防护帽、防护服、防护眼镜、防护面罩、呼吸防护器、防噪声用具和皮肤防护用品等。

第五节　有毒化学品危害

一、工业毒物和职业中毒

1. 工业毒物

职业活动中接触的有毒物质通常称为工业毒物。工业毒物种类繁多，仅 GBZ 2.1—2007 中，就规定了工作场所空气中 339 种工业毒物，其中 54 种属于高毒物品。

工业毒物对人体危害很多，也很严重。一是可引起职业中毒，二是可引起其他职业病，三是可以致畸形、致突变、致癌，四是对生殖功能有影响。

作业场所空气中有毒物质的含量超过国家卫生标准中有毒物质的最高容许浓度的作业为有毒作业。

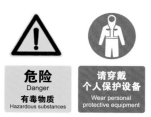

2．中毒和职业中毒

中毒是指有毒物质在人体内起化学作用而引起机体组织破坏、生理机能障碍甚至死亡的现象。职业中毒指在职业活动中发生的中毒现象，按发病过程可分为：

（1）急性中毒。毒物一次或短时间内大量进入人体，多数由生产事故或违反操作规程所引起。

（2）慢性中毒。长期、小量毒物进入机体，绝大多数是由毒物的蓄积作用引起。

（3）亚急性中毒。介于以上两者之间，在短时间内有较大量毒物进入人体产生中毒。

也有的人虽然接触工业毒物，经检测体内毒物量或代谢产物超标，但无中毒症状和体征，这种现象叫带毒状态。

二、电厂存在的毒物和危害

电厂同化工厂不同，是工业毒物的使用单位，因此电厂这一工作场所存在的工业毒物种类较少，主要有联氨、氨、盐酸、氢氧化钠、硫酸、次氯酸钠、一氧化碳、硫和氮的氧化物等。

1．联氨

（1）性质及用途。联氨是一种无色发烟的油状液体，有类似于氨的刺激气味，通常由水合肼脱水制得。在电厂中，联氨作为水处理药物主要用于去除给水（包括凝结水）中的残留的氧，以防止设备的氧腐蚀，其接触者是化学水车间的加药化验人员。

（2）毒性及最高容许浓度。联氨是高毒物质，在《高毒物质目录》中列第 28 位，可以经呼吸道和皮肤进入人体。在工作场所空气中，联氨的时间平均容许浓度为 $0.06mg/m^3$，短时间接触容许浓度为 0.13mg/m^3。

（3）职业病危害。吸入联氨蒸汽可刺激鼻和上呼吸道，也可出现头晕、恶心和中枢神经系统兴奋的症状；联氨对眼有刺激作用，可致眼的永久性损害；联氨对皮肤有刺激性，长时间皮肤反复接触，可经皮肤吸收引起中毒，某些接触者可发生皮炎。

2. 氨

（1）性质及用途。氨常温常压下呈气体状态，即氨气，带有特异的刺激性臭味易液化，并放出大量的热。在电厂中，通过向给水（包括凝结水）中加氨调节 pH 值，以防止冷却水系统和设备和管道腐蚀。

（2）毒性及最高容许浓度。氨是高毒物质，在《高毒物质目录》中列第 3 位。在工作场所空气中，氨的时间平均容许浓度为 20mg/m^3，短时间接触容许浓度为 30mg/m^3。

（3）职业病危害。吸入氨气后，对人的呼吸道有明显的损害。轻者出现上呼吸道刺激症状，如流眼泪、流鼻涕；重者可致喉头水肿、喉和支气管痉挛、中毒性肺炎、肺水肿、窒息。液氨在常温下吸收大量的热，接触人体组织时易使其冻伤。

3. 盐酸

（1）性质及用途。盐酸是无色或微黄色易挥发性液体，有刺鼻气味，具强腐蚀性、强刺激性，可致人体灼伤。在电厂内，盐酸主要用于化学水和凝结水的精处理。

（2）毒性及最高容许浓度。盐酸属一般有毒物质，但可引起急性损伤。工作场所空气中，盐酸的最高容许浓度为 $7.5mg/m^3$。

（3）职业病危害。接触盐酸蒸汽或烟雾，可引起急性中毒，使鼻及口腔黏膜有烧灼感，出现眼结膜炎、鼻出血、齿龈出血、气管炎等症状。眼和皮肤直接接触盐酸，可发生灼伤。此外，长期接触盐酸带来的慢性影响包括引起慢性鼻炎、慢性支气管炎、牙齿酸蚀症或发生皮肤损害。

4. 氢氧化钠

（1）性质及用途。氢氧化钠有固态和液态两种。纯的固态无水氢氧化钠为白色半透明、结晶状固体，极易溶于水，水溶液有涩味和滑腻感。纯液体氢氧化钠为无色透明液体。在电厂内，氢氧化钠是化学水和冷凝水处理药物。

（2）最高容许浓度。工作场所空气中氢氧化钠的最高容许浓度为 $2mg/m^3$。

（3）职业病危害。氢氧化钠对皮肤、纤维、玻璃、陶瓷等有腐蚀作用，能够引起急性职业损伤。其危害主要包括：

1）浓氢氧化钠有强烈刺激和腐蚀性，溶液溅到皮肤上，尤其是溅到黏膜上时，会腐蚀表皮，并能渗入深层组织，造成烧伤，并产生软痂。由于氢氧化钠对蛋白质有溶解作用，与酸烧伤相比，碱烧伤更不容易愈合。

2）氢氧化钠粉尘刺激眼和呼吸道，腐蚀鼻中隔。

3）氢氧化钠溅入眼内，会损伤角膜，还可使眼睛深部组织损伤，严重时可致失明。

4）误服氢氧化钠可造成消化道灼伤、绞痛、黏膜糜烂、呕吐血性胃内容物、血性腹泻，有时可致声哑、吞咽困难、休克、消化道穿孔，后期可发生胃肠道狭窄。

5. 硫酸

（1）性质及用途。硫酸是六大无机强酸之一，分为浓硫酸（98.0%）和稀硫酸（<70%）。浓硫酸溶解时放出大量的热，有很强脱水性，还具有强氧化性。电厂中，硫酸主要用于水处理。

（2）最高容许浓度。硫酸的时间加权平均容许浓度 $1mg/m^3$，短时间接触容许浓度 $2mg/m^3$。

（3）职业病危害。硫酸能引起职业急性损伤，对皮肤、黏膜等组织有强烈的刺激和腐蚀作用。其危害主要包括：

1）硫酸蒸汽或雾可引起结膜炎、结膜水肿、角膜混浊，以至失明；也可引起呼吸道刺激，严重时甚至发生呼吸困难或引起肺水肿。

2）高浓度硫酸可能引起喉痉挛或声门水肿而导致窒息死亡。

3）皮肤被硫酸灼伤时，轻者出现红斑、重者形成溃疡，愈后瘢痕收缩影响功能。

4）硫酸溅入眼内可造成灼伤，甚至角膜穿孔、全眼炎以至失明。

5）长期接触硫酸带来的慢性影响包括患牙齿酸蚀症、慢性支气管炎、肺气肿和肺硬化。

6．一氧化碳

（1）性质及来源。一氧化碳是一种无色、无臭、无味的气体，是碳不完全燃烧的产物。在燃煤电厂，煤堆积时间过长、发生阴燃、锅炉燃烧出现问题不能完全燃烧，都有可能产生一氧化碳。

（2）毒性及最高容许浓度。一氧化碳是高毒物质，在《高毒物品目录》中列第 54 位。一氧化碳吸入体内后，与血液中红细胞中的具有携带输送氧功能的血红蛋白结合，形成稳定的碳氧血红蛋白结合物，引起组织缺氧。在《高毒物品目录》中，一氧化碳的职业接触限值是：时间加权平均容许浓度是 $20mg/m^3$，短时间接触容许浓度是 $30mg/m^3$。

（3）职业病危害。一氧化碳中毒，代谢旺盛的器官如脑和心脏最易遭受损害。一氧化碳急性中毒可分为三级。

1）轻度中毒：患者有剧烈的头痛、头晕、四肢无力、恶心、呕吐、嗜睡、意识模糊的症状。

2）中度中毒：患者昏迷，对疼痛刺激可有反应，瞳孔对光反射和角膜反射迟钝，腱反射减弱，呼吸、血压和脉搏可有改变。经治疗可恢复且无明显后遗症。

3）重度中毒：患者深度昏迷，各种反射消

小问答

问：用人单位应当采取哪些职业病防治管理措施？

答：用人单位应当采取以下职业病防治管理措施：

（1）设置职业卫生管理机构，配备职业卫生管理人员；

（2）制定职业病防治计划和实施方案；

（3）制定职业卫生管理制度和操作规程；

（4）建立职业卫生档案和劳动者健康监护档案；

（5）建立工作场所职业病危害因素监测及评价制度；

（6）建立职业病危害事故应急救援预案。

失，可呈去大脑皮质状态，即可以睁眼，但无意识，不能说话和动作，不能主动进食或大小便。

7. 二氧化硫

（1）性质及来源。二氧化硫是无色、有臭味、具强刺激性的气体。电厂煤燃烧后的废气中含有二氧化硫，可对大气造成严重污染。电厂中，二氧化硫的主要接触人员时锅炉检修工和除尘车间的运行工作人员，其中锅炉检修工的接触时间为一个班内现场 2h，除尘车间的运行工作人员接触的时间为现场 1h、集控室 7h。

（2）最高容许浓度。空气中二氧化硫的最高容许浓度是 $15mg/m^3$。

（3）职业病危害。二氧化硫易被湿润的黏膜表面吸收生成亚硫酸、硫酸，对眼及呼吸道黏膜有强烈的刺激作用。其危害主要包括：

1）大量吸入二氧化硫可引起肺水肿、喉水肿、声带痉挛而导致窒息。

2）二氧化硫急性中毒的表现为：轻度中毒

时，发生流泪、畏光、咳嗽，咽、喉灼痛等；严重中毒可在数小时内发生肺水肿；极高浓度吸入可引起反射性声门痉挛而致窒息。

3）皮肤或眼接触二氧化硫可能发生炎症或灼伤。

4）长期低浓度接触二氧化硫带来的慢性影响包括头痛、头昏、乏力等全身症状以及慢性鼻炎、咽喉炎、支气管炎、嗅觉及味觉减退等，少数人可能患有牙齿酸蚀症。

第四章　电力生产职业病危害预防

　　对于电力生产职业病有害因素的控制和预防，应从设备、环境、人三个方面考虑。主要措施是提高生产过程自动化，并且密闭性良好、封闭、阻断、屏蔽有害物质产生源。二是采用湿法作业，减少和控制开放空间扬尘。采用通风措施，控制作业场所有害物质的空气污染，降低有害物质的浓度。三是加强个体防护性措施，正确佩戴个体防

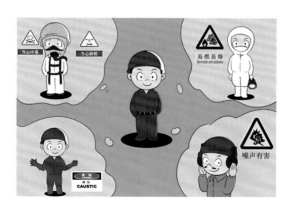

护用具，缩短接触时间。四是加强现场检测和职业健康监护，以达到预防、控制和消除职业病危害的目的。

第一节 噪声危害防治

电力生产噪声危害防治主要做好以下四项工作：

（1）控制噪声源，消除或降低噪声。主要是应在设计、制造过程中尽力采取消声减振措施，使噪声、振动降低到对人体无害的水平，这是降低噪声的根本办法。另外还要从建筑工程设施方面采取措施，消除减少噪声、振动的传播。如将汽轮机组和发电机组用钢罩罩起来，减小传出噪声的强度。

（2）严格执行噪声卫生标准。工业企业的生产车间和作业场所的噪声标准是，操作人员每天接触稳态噪声 8h，噪声声级不得超过 85dB（A）。当工作场所超过 85dB（A）时，应缩短接触时间。

（3）做好个人防护。长期职业性噪声暴露的工人可以戴耳塞、耳罩或头盔等护耳器。

（4）进行健康监护。

小问答

问：职业健康监护的内容是什么？

答：职业健康监护主要包括职业健康检查和职业健康档案管理等内容。

第二节　高温作业危害防护

高温作业防护最重要的问题就是防暑降温。防暑降温要考虑厂房设计、劳动安全保护设备的设置、个人防护用品的使用，还要考虑卫生保健措施，以增强人体对高温的抵抗能力。主要措施如下：

（1）将锅炉设在室外，使操作者远离热源。同时，根据具体情况采取必要的隔热措施。用隔热材料（耐火、保温材料、水等）将炉体和其他热的管道、罐体等包裹起来，降低热源的表面温度，减少向车间散热。

（2）厂房的布置、朝向应该有利于夏季通风。当室内自然通风达不到要求是，应采取局部降温措施，如机械通风或空调降温。其中，空调降温是最好的降温措施，但是耗能大、成本高。

（3）作业人员个体防护。应当避免人员在高温下长时间作业，同时提供个体防护，比如防护服、帽、鞋、手套、眼镜等，防止热辐射。

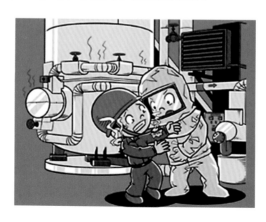

（4）考虑适宜的保健措施。高温作业时，工作人员大量排汗，体内不但大量水分流失，同时还伴有盐分和维生素的流失。因此要注意补充水分，同时适当补充盐分（氯化钠、钾）和水溶性维生素（如维生素 C、维生素 B12），保障职工身体健康。

（5）严格筛查职业禁忌证。凡是有心血管疾病、持久高血压、溃疡病、活动性肺结核、肝肾疾病、甲亢等疾病的工作人员，均不宜从事高温作业。

（6）实现生产过程自动化。使作业人员脱离高温作业，是避免高温危害的根本措施。

小问答

问：什么是职业禁忌？

答：职业禁忌是指劳动者从事特定职业活动时，具有一般职业人群更易于遭受职业病危害和罹患职业病或者可能导致原有自身疾病病情加重的个人特殊生理或者病理状态。

第三节　电磁辐射危害防护

电力生产使用 X 射线探伤会造成电离辐射，其基本方法有时间防护、距离防护和屏蔽防护 3 种，通称"外防护三原则"。

（1）时间防护。因外照射的总剂量和受照时间成正比，因此应尽量缩短受照时间。

（2）距离防护。点状放射源在周围空间所产生照射量与距离的平方成反比，因此人体应远离放射源。

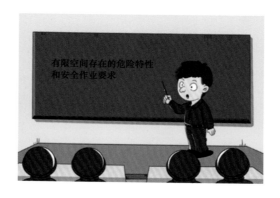

（3）屏蔽防护。根据射线通过物质后可以被吸收和减弱的原理，在放射源和工作人员之间应设置屏蔽，以减少受照剂量。

第四节 粉尘控制和防护

电力生产防尘有湿法防尘和干法防尘两套措施。

（1）湿法防尘是利用给水、洒水或喷雾的湿式作业方式，阻止粉尘向空中散发，以减少空气中的粉尘浓度。在电厂，卸煤机、储煤厂和储灰厂加水，以防止扬尘，就是采用了湿法除尘措施。

（2）干法防尘是在干法生产条件下，为了防止扬尘，采取密闭、通风、除尘措施，以减少空气中的粉尘的浓度。煤进入磨煤机到锅炉燃烧，再到除尘器就是一个干法除尘系统。该系统可分为密闭设备、吸尘罩、通风管、除尘器等几个部分。

电厂粉尘的控制防护应当考虑五个方面：

（1）强化设备的密闭性，防止粉尘泄漏。比如

小问答

问：用人单位在职业病防治中有哪些法定义务？

答：用人单位的法定义务有申报义务、"三同时"义务、健康保障义务、职业卫生管理义务、参加工伤社会保险义务、报告职业病危害事故义务、职业安全防护义务、减少职业病危害义务、职业危害检测义务、职业危害告知义务、职业卫生培训义务、职业健康检查义务、落实职业病或者疑似职业病待遇义务、事故处理义务、特殊劳动者保护义务、举证义务、接受行政监督和民主管理的义务。

在制粉系统，接入接出磨煤机的所有落煤管之间、落煤管和漏斗之间的法兰、接口处，以及在管壁上设置的观察孔处，均用填料密封。同时，应该使锅炉送风设备常处于负压状态。

（2）在容易扬尘的作业场所考虑湿法除尘，防止扬尘。比如在储煤场设置围墙和喷水设备，各运转站、碎煤机室、主厂房输煤皮带以及原煤斗设置喷水装置和除尘器，翻车机室设置喷洒抑尘装置等。喷洒的水还可以经沉淀后回收重复利用。

（3）建立日常监测。在煤尘、粉煤灰等粉尘浓度较高的作业场所，建立日常监测，掌握实际情况，以便对粉尘超标的工作场所采取相应降尘、除尘措施。

（4）加强个体防护。对经过治理粉尘浓度仍然超标的作业场所，应当对操作人员进行个体防护，如佩戴防尘口罩、防尘眼镜、防尘工作帽等。

（5）提供健康监护。按照规定进行上岗前体检，工作期间定期体检、离岗（退休）体检，紧急情况下，应进行应急体检。建立职工健康档案，加强管理。

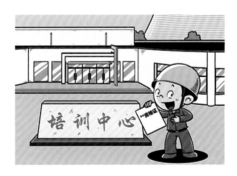

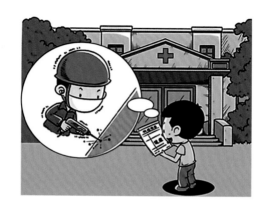

—— 第五节　有毒物质危害控制和防护 ——

　　电力生产有毒物质的控制和防护有以下措施：

　　（1）使系统具有良好的密闭性。如脱硫烟气系统、化学水处理系统都要有良好的密闭性，防止硫和氮的氧化物以及强酸、强碱、联氨外溢。

　　（2）对强酸、强碱、氨等能引起急性中毒或急性职业损伤的毒物，要设置自动报警装置，配置现场急救用品、冲洗设备、应急撤离通道和泄险区，制定应急预案。

（3）对散发有害气体的房间，如实验室、化验室、化学酸碱库、蓄电池室、燃油泵房等采用自然通风和机械通风，排出有害气体。

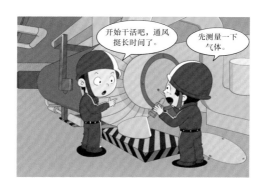

（4）做好个体防护。毒物经呼吸道、口、皮肤都可侵入人体，这就使接触毒物作业人员的个体防护显得尤为重要。因此，要为接触人员配备合格的防护用品，如防护帽、防护眼镜、防护面罩、防护服、呼吸防护器、皮肤防护用品等。同时，在工作场所附近设置必要的卫生设施，如洗浴设备、淋浴室、更衣室和个人专用箱，对于经皮肤吸收或局部作用危害较大的毒物，还应配备皮肤清洗消毒设施和洗眼器。此外，要建立严格的规章制度，如不准在作业场所吸烟、吃东西，班后必须洗澡、不准将工作服带回家等，保护工作人员自身及其家庭成员，特别是儿童免受毒物的危害。

小问答

问：使用防护用品有哪些注意事项？

答：使用防护用品时应注意正确选择符合要求的防护用品，正确使用防护用品，定期检查、正确摆放、及时维护保养防护用品，合理发放防护用品。

（5）做好日常检测和职业健康监护。通过日常监测，可以掌握有毒物质的浓度变化情况，确保不会超标。对接触毒物的职工，应进行上岗前和工作期间的定期健康检查，排除职业禁忌症，发现早期健康损害并及时处理。对接触毒物的职工，实行有毒作业保健待遇。

附 录 职业病分类和目录（十类）

一、职业性尘肺病及其他呼吸系统疾病

（一）尘肺病

1. 矽肺

2. 煤工尘肺

3. 石墨尘肺

4. 碳黑尘肺

5. 石棉肺

6. 滑石尘肺

7. 水泥尘肺

8. 云母尘肺

9. 陶工尘肺

10. 铝尘肺

11. 电焊工尘肺

12. 铸工尘肺

13. 根据《尘肺病诊断标准》和《尘肺病理诊断标准》可以诊断的其他尘肺病

（二）其他呼吸系统疾病

1. 过敏性肺炎

2. 棉尘病

3. 哮喘

4. 金属及其化合物粉尘肺沉着病（锡、铁、锑、钡及其化合

2016年国家卫计委公布的最新《职业病分类和目录》由原来115种职业病调整为132种（含4项开放性条款），其中新增18种，对2项开放性条款进行了整合，对16种职业病的名称进行了调整。

物等）

    5. 刺激性化学物所致慢性阻塞性肺疾病

    6. 硬金属肺病

二、职业性皮肤病

    1. 接触性皮炎

    2. 光接触性皮炎

    3. 电光性皮炎

    4. 黑变病

    5. 痤疮

    6. 溃疡

    7. 化学性皮肤灼伤

    8. 白斑

    9. 根据《职业性皮肤病的诊断总则》可以诊断的其他职业性皮肤病

三、职业性眼病

    1. 化学性眼部灼伤

    2. 电光性眼炎

    3. 白内障（含放射性白内障、三硝基甲苯白内障）

四、职业性耳鼻喉口腔疾病

    1. 噪声聋

    2. 铬鼻病

    3. 牙酸蚀病

    4. 爆震聋

五、职业性化学中毒

    1. 铅及其化合物中毒（不包括四乙基铅）

2. 汞及其化合物中毒
3. 锰及其化合物中毒
4. 镉及其化合物中毒
5. 铍病
6. 铊及其化合物中毒
7. 钡及其化合物中毒
8. 钒及其化合物中毒
9. 磷及其化合物中毒
10. 砷及其化合物中毒
11. 铀及其化合物中毒
12. 砷化氢中毒
13. 氯气中毒
14. 二氧化硫中毒
15. 光气中毒
16. 氨中毒
17. 偏二甲基肼中毒
18. 氮氧化合物中毒
19. 一氧化碳中毒
20. 二硫化碳中毒
21. 硫化氢中毒
22. 磷化氢、磷化锌、磷化铝中毒
23. 氟及其无机化合物中毒
24. 氰及腈类化合物中毒
25. 四乙基铅中毒
26. 有机锡中毒
27. 羰基镍中毒
28. 苯中毒

29. 甲苯中毒
30. 二甲苯中毒
31. 正己烷中毒
32. 汽油中毒
33. 一甲胺中毒
34. 有机氟聚合物单体及其热裂解物中毒
35. 二氯乙烷中毒
36. 四氯化碳中毒
37. 氯乙烯中毒
38. 三氯乙烯中毒
39. 氯丙烯中毒
40. 氯丁二烯中毒
41. 苯的氨基及硝基化合物 (不包括三硝基甲苯) 中毒
42. 三硝基甲苯中毒
43. 甲醇中毒
44. 酚中毒
45. 五氯酚 (钠) 中毒
46. 甲醛中毒
47. 硫酸二甲酯中毒
48. 丙烯酰胺中毒
49. 二甲基甲酰胺中毒
50. 有机磷中毒
51. 氨基甲酸酯类中毒
52. 杀虫脒中毒
53. 溴甲烷中毒
54. 拟除虫菊酯类中毒
55. 铟及其化合物中毒

56. 溴丙烷中毒
57. 碘甲烷中毒
58. 氯乙酸中毒
59. 环氧乙烷中毒
60. 上述条目未提及的与职业有害因素接触之间存在直接因果联系的其他化学中毒

六、物理因素所致职业病
1. 中暑
2. 减压病
3. 高原病
4. 航空病
5. 手臂振动病
6. 激光所致眼（角膜、晶状体、视网膜）损伤
7. 冻伤

七、职业性放射性疾病
1. 外照射急性放射病
2. 外照射亚急性放射病
3. 外照射慢性放射病
4. 内照射放射病
5. 放射性皮肤疾病
6. 放射性肿瘤（含矿工高氡暴露所致肺癌）
7. 放射性骨损伤
8. 放射性甲状腺疾病
9. 放射性性腺疾病
10. 放射复合伤
11. 根据《职业性放射性疾病诊断标准（总则）》可以诊断的

其他放射性损伤

八、职业性传染病

1. 炭疽

2. 森林脑炎

3. 布鲁氏菌病

4. 艾滋病（限于医疗卫生人员及人民警察）

5. 莱姆病

九、职业性肿瘤

1. 石棉所致肺癌、间皮瘤

2. 联苯胺所致膀胱癌

3. 苯所致白血病

4. 氯甲醚、双氯甲醚所致肺癌

5. 砷及其化合物所致肺癌、皮肤癌

6. 氯乙烯所致肝血管肉瘤

7. 焦炉逸散物所致肺癌

8. 六价铬化合物所致肺癌

9. 毛沸石所致肺癌、胸膜间皮瘤

10. 煤焦油、煤焦油沥青、石油沥青所致皮肤癌

11. β-萘胺所致膀胱癌

十、其他职业病

1. 金属烟热

2. 滑囊炎（限于井下工人）

3. 股静脉血栓综合征、股动脉闭塞症或淋巴管闭塞症（限于刮研作业人员）